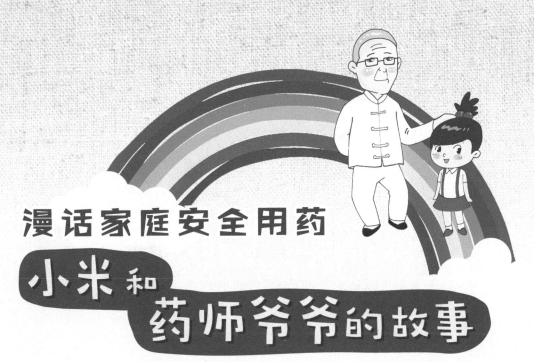

漫话家庭安全用药

小米和 药师爷爷的故事

赵 霞 主编

凌晓霖 杨承健 主审

无锡市药品不良反应监测中心 组织编写

U0332666

化学工业出版社

·北京·

《漫话家庭安全用药——小米和药师爷爷的故事》精准定位公众安全用药"短板"，着眼于大众关注的安全用药话题，由药学专业人士解读，以科普漫画形式，从药品不良反应、药物服用注意事项、儿童用药常见误区、抗菌药物合理使用、保健食品选购和家庭储药常识多个方面入手，纠正安全用药认知和行为不当，将药学专业知识通俗化，寓教于乐，推动全社会携手共筑安全用药防线。

图书在版编目（CIP）数据

漫话家庭安全用药：小米和药师爷爷的故事/赵霞主编.—北京：化学工业出版社，2018.12（2024.5重印）
（您"药"知道 公益科普 系列漫画）
 ISBN 978-7-122-33269-1

Ⅰ.①漫… Ⅱ.①赵… Ⅲ.①药物－普及读物 ②用药法－普及读物Ⅳ.① R97-49 ② R452-49

中国版本图书馆 CIP 数据核字（2018）第 252264 号

责任编辑：褚红喜　　　　　　　　　　　　装帧设计：关　飞
责任校对：宋　玮

出版发行：化学工业出版社（北京市东城区青年湖南街 13 号　邮政编码 100011）
印　　装：涿州市般润文化传播有限公司
710mm×1000mm　1/12　印张 3½　字数 64 千字　2024 年 5 月北京第 1 版第 2 次印刷

购书咨询：010-64518888　　　　　　售后服务：010-64518899
网　　址：http://www.cip.com.cn
凡购买本书，如有缺损质量问题，本社销售中心负责调换。

定　　价：30.00 元　　　　　　　　　　　　版权所有　违者必究

您"药"知道　公益科普　系列漫画

无锡市药品不良反应监测中心志愿服务项目

漫话家庭安全用药
— 小米和药师爷爷的故事

主　　编：赵　霞

主　　审：凌晓霖　杨承健

顾　　问：许伟英

编委会成员（以姓氏笔画为序）：

王　朋　王　耀　王丽萍　王晓丹　王文联

庄　志　许　磊　周少丹　赵　霞　赵世娣

姚　荧　贺　晴　倪建明　徐　桐　徐　欣

曹璐娟　糜怡珺

外审专家：屠　苏　过　毅　虞　丰

秘　　书：王文联

编写组织单位：无锡市药品不良反应监测中心

2016年，习近平总书记在"全国卫生与健康大会"上发表重要讲话，指出"没有全民健康，就没有全面小康"，强调把人民健康放在优先发展的战略地位。中共中央、国务院印发的《"健康中国2030"规划纲要》明确了"共建共享、全民健康"是建设健康中国的战略主题，要求"普及健康生活、加强健康教育、提高全民健康素养"，推进全民健康生活方式行动，建立健全健康促进与教育体系，提高健康教育服务能力，普及健康科学知识等。

保障安全用药、促进民众健康是我们食药监工作者肩负的重要使命。众所周知，由于药物种类繁多、疾病变化万千，普通老百姓在日常用药中存在很多不规范做法，由此带来的药物不良事件及药源性疾病时有发生，有时甚至会导致严重后果，给人民群众的身心健康带来极大安全隐患。规范民众合理用药、普及药品基本知识永远在路上。

在无锡市食药监局统一指导下，无锡市药品不良反应监测中心精心编制了《漫话家庭安全用药——小米和药师爷爷的故事》这本科普漫画，生动活泼、深入浅出地普及药品合理应用方面的知识。本书的问世，对于进一步提高合理用药水平、保障民众健康安全具有重要意义。

无锡市食品药品监督管理局局长　许俊英

二〇一八年十二月

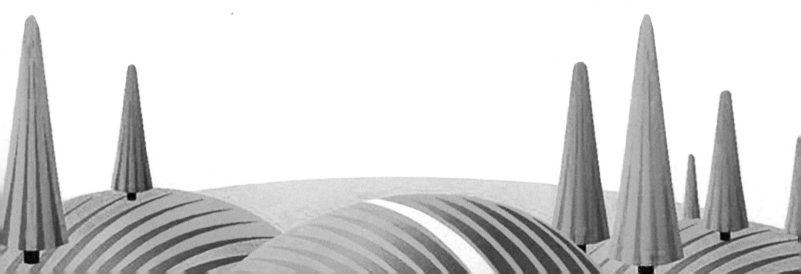

编者的话

近年来，随着医药科学和医药技术快速发展，人民群众自我保健需求不断增强。然而，与之相匹配的安全用药知识却没有得到广泛普及，权威作品和权威传播途径尚不能满足大众需求，一些医药与养生保健的不良宣传使人们形成了许多用药误区。

为了让更多的人了解和掌握正确实用的安全用药知识，本书编者精准定位公众安全用药"短板"，着眼于大众关注的安全用药话题，着重于安全用药认知和行为的纠偏，通过专业人士写科普，以科普漫画形式传播知识，希望能够帮助人们走出"不科学""不安全"的用药误区，推动全社会携手共筑安全用药防线。

本书遵循"科学""生动""趣味""实用"的原则，立足科普宣传，从药品不良反应概念、药物服用注意事项、儿童用药常见误区、抗菌药物合理使用、保健食品选购知识和家庭储药常识多个方面着手，编写了 11 个漫画小故事。通过形象生动有趣的漫画语言，将晦涩难懂的药学专业知识通俗化，寓教于乐，令人手难释卷。

本书的组织编写单位无锡市药品不良反应监测中心以"倡导安全用药，助力健康中国"为宗旨，积极创建"您'药'知道　公益科普"无锡市志愿服务项目，倾情致力于"线上 +线下"安全用药科普宣传。本书的雏形《小米和药师的爷爷故事》作为该项目的一项重要成果，在 2018 年 9 月举行的江苏省第三届志愿服务交流会上进行了展示，深受群众青睐。

目 录

人物介绍

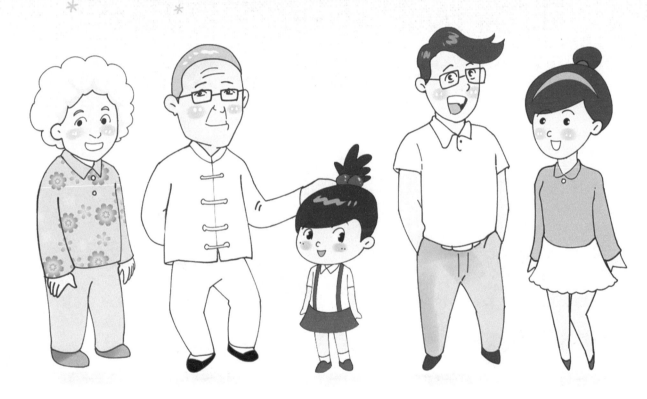

奶奶：
退休幼师

爷爷：
退休执业药师

小米：
一年级小学生

米爸：
销售经理

米妈：
家庭主妇

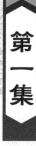

正确认识药品不良反应："嗜睡"的米爸

时间：上午 9:00
地点：小米的家
人物：小米、爷爷、米爸

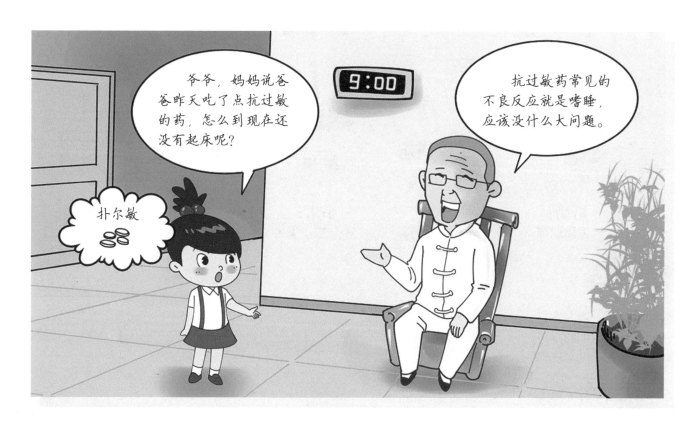

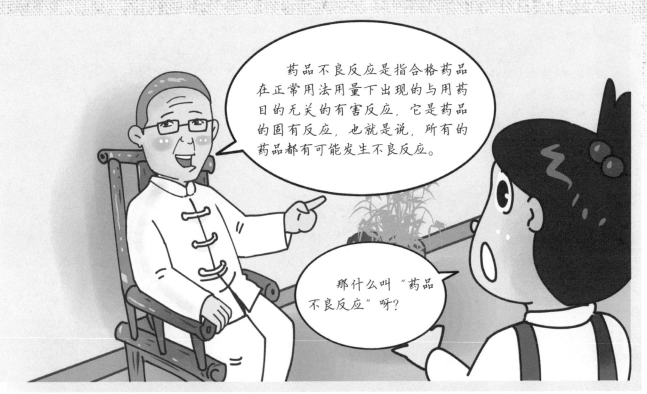

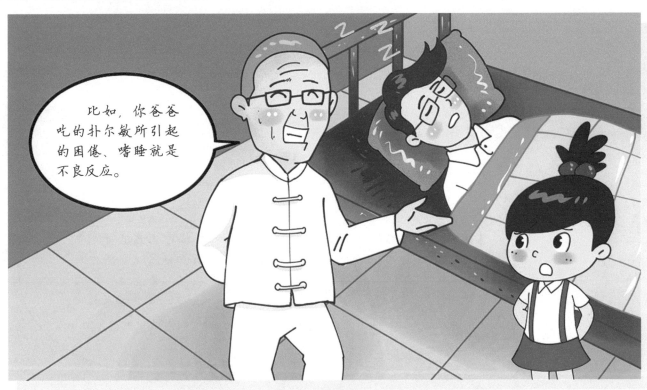

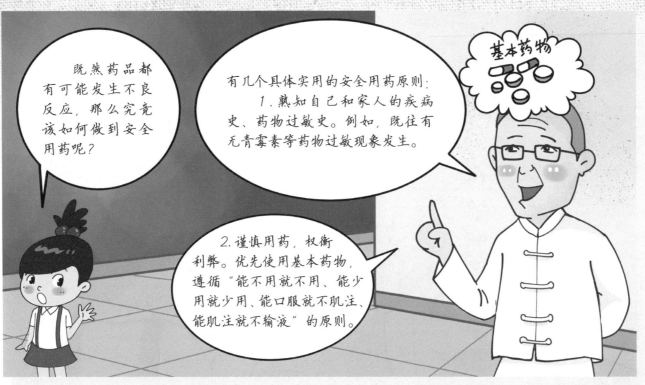

既然药品都有可能发生不良反应，那么究竟该如何做到安全用药呢？

有几个具体实用的安全用药原则：
1. 熟知自己和家人的疾病史、药物过敏史。例如，既往有无青霉素等药物过敏现象发生。

基本药物

2. 谨慎用药，权衡利弊。优先使用基本药物，遵循"能不用就不用、能少用就少用、能口服就不肌注、能肌注就不输液"的原则。

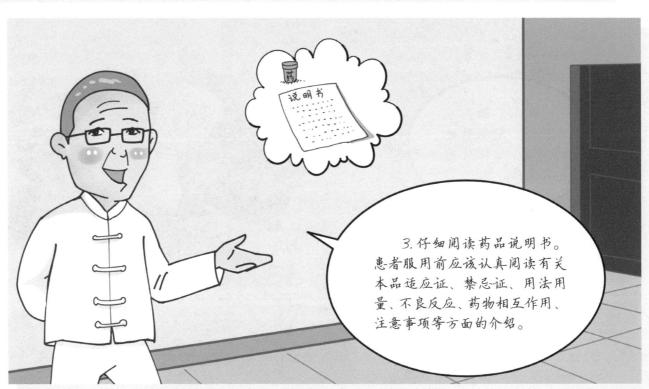

说明书

3. 仔细阅读药品说明书。患者服用前应该认真阅读有关本品适应证、禁忌证、用法用量、不良反应、药物相互作用、注意事项等方面的介绍。

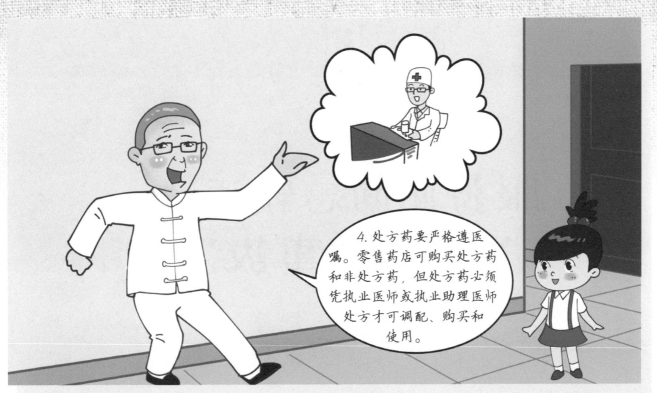

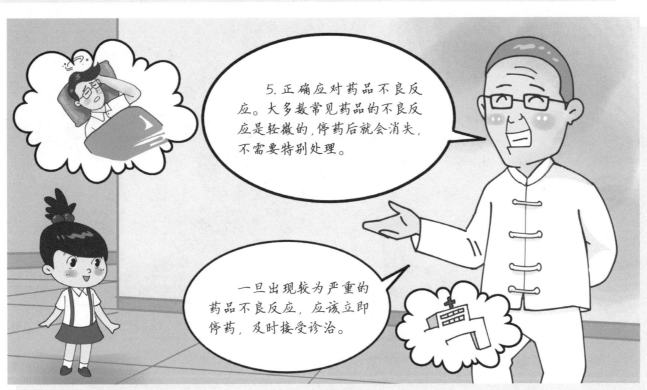

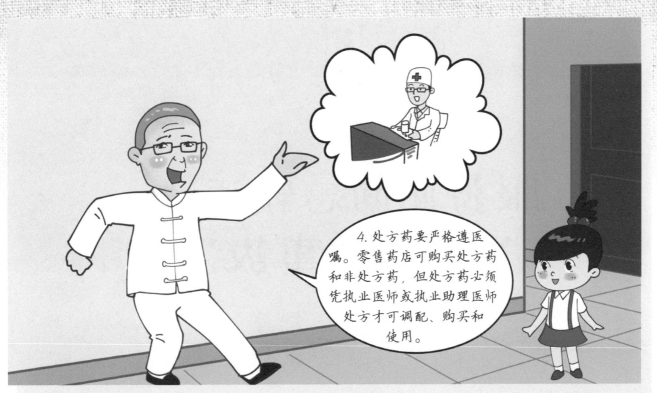

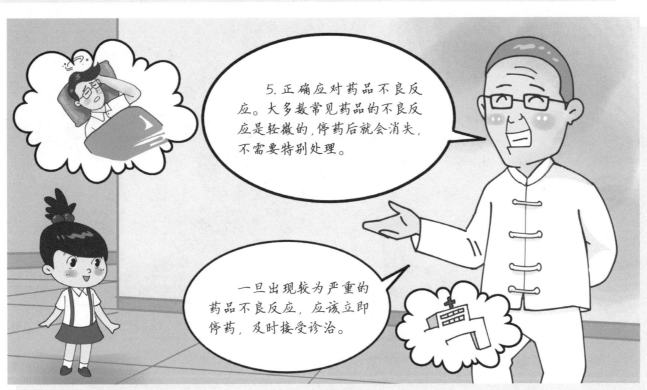

服药期间忌饮酒：
米爸的"事故"

时间：晚上 21:00
地点：小米的家、医院急诊科
人物：小米、爷爷、米爸、米妈、医生

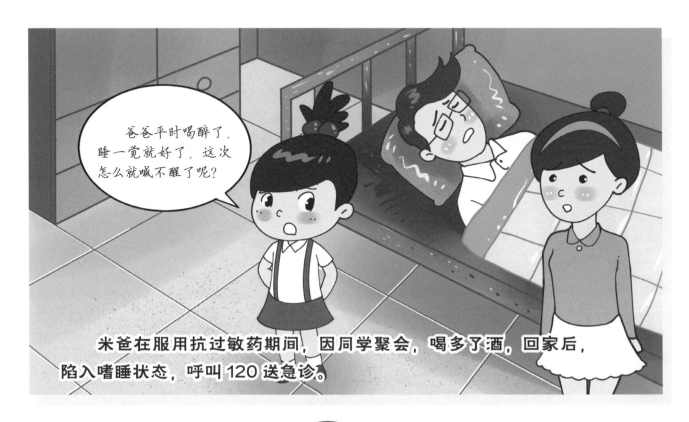

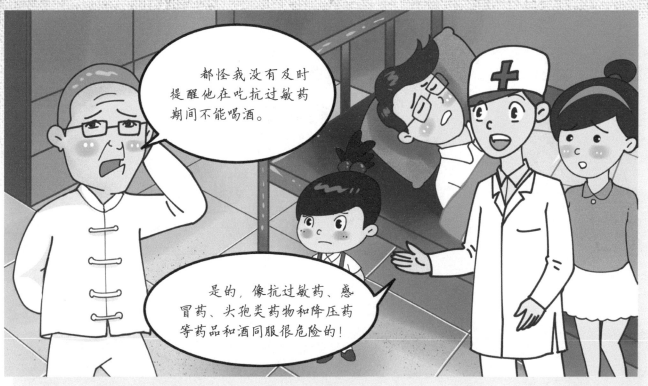

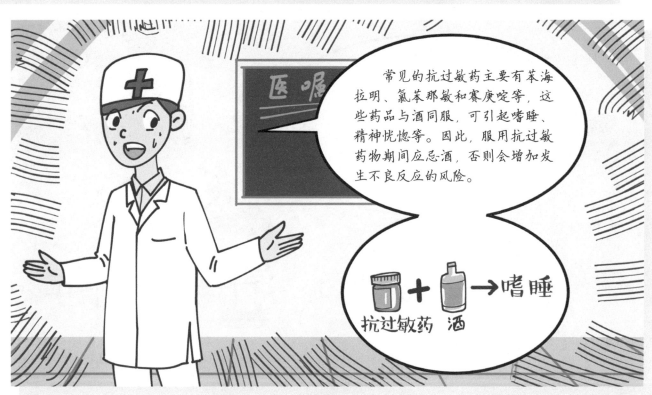

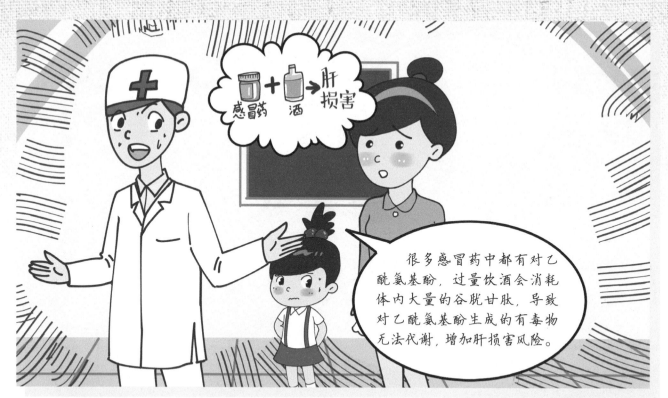

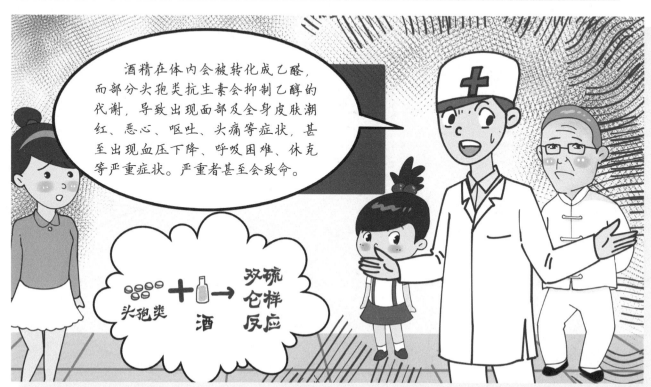

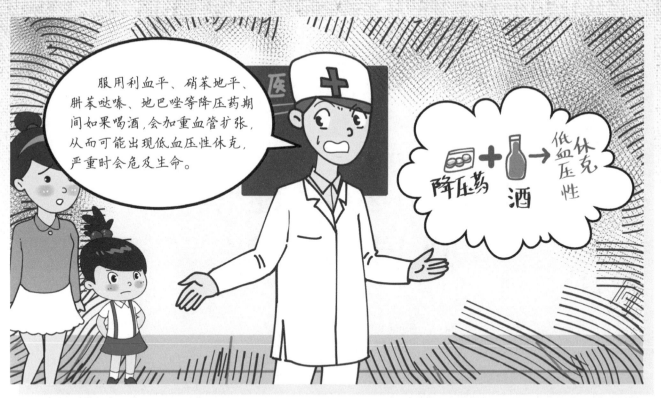

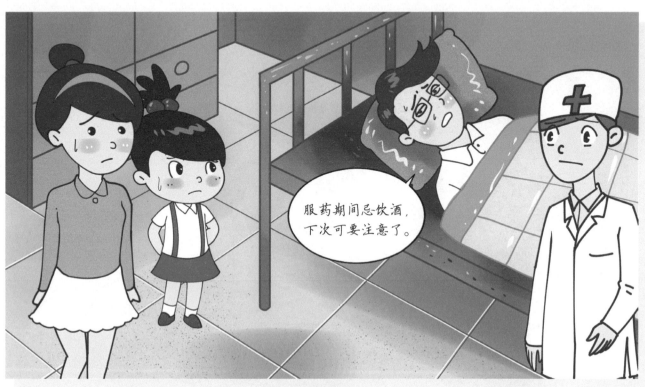

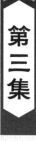

第三集

儿童用药需谨慎：
感冒的小米

时间：下午 18:00
地点：小米的家、医院
人物：小米、爷爷、米爸、米妈、医生

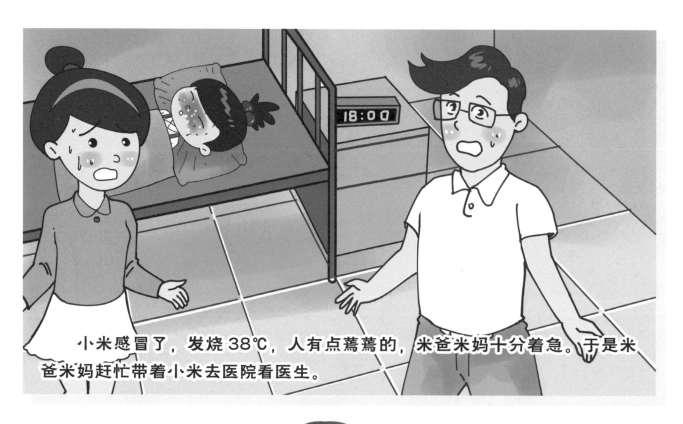

小米感冒了，发烧38℃，人有点蔫蔫的，米爸米妈十分着急。于是米爸米妈赶忙带着小米去医院看医生。

医生提醒：孩子感冒要避免以下用药误区。

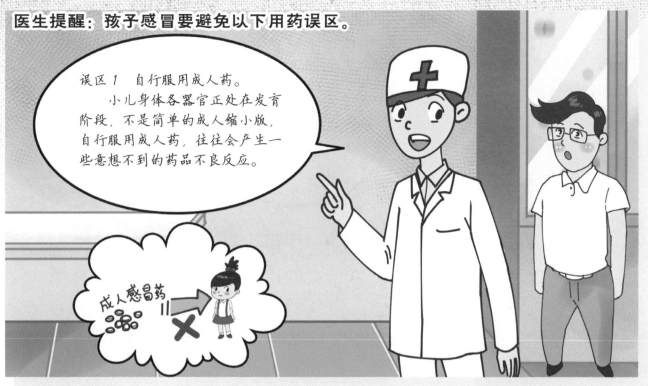

误区1　自行服用成人药。

小儿身体各器官正处在发育阶段，不是简单的成人缩小版，自行服用成人药，往往会产生一些意想不到的药品不良反应。

成人感冒药 = ✗ ⟶

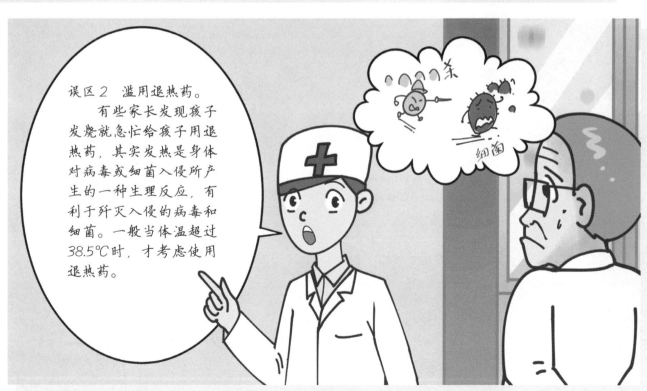

误区2　滥用退热药。

有些家长发现孩子发烧就急忙给孩子用退热药，其实发热是身体对病毒或细菌入侵所产生的一种生理反应，有利于歼灭入侵的病毒和细菌。一般当体温超过38.5℃时，才考虑使用退热药。

杀

细菌

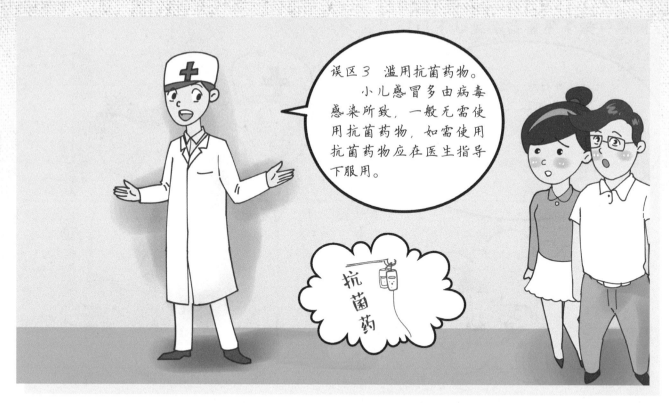

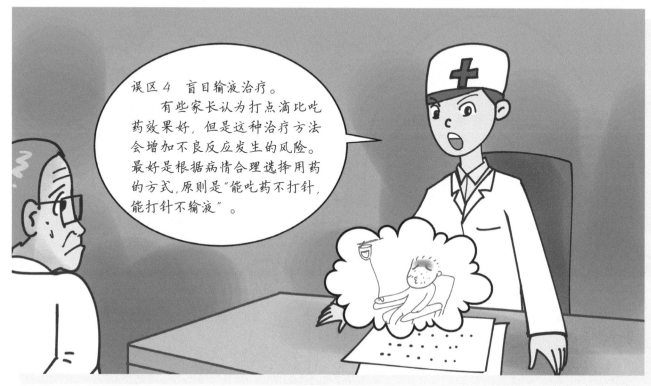

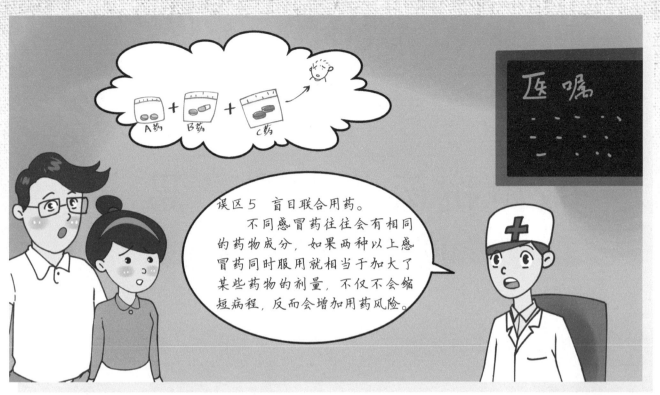

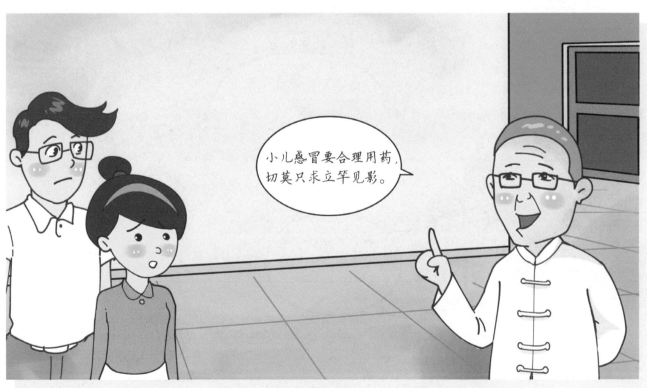

服用抗菌药物要三思：
咳嗽的米妈

时间：下午 18:00
地点：小米的家、医院
人物：小米、爷爷、米妈、医生

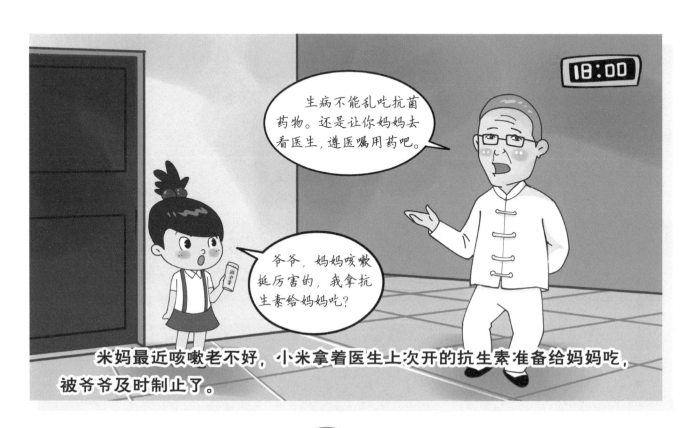

米妈最近咳嗽老不好，小米拿着医生上次开的抗生素准备给妈妈吃，被爷爷及时制止了。

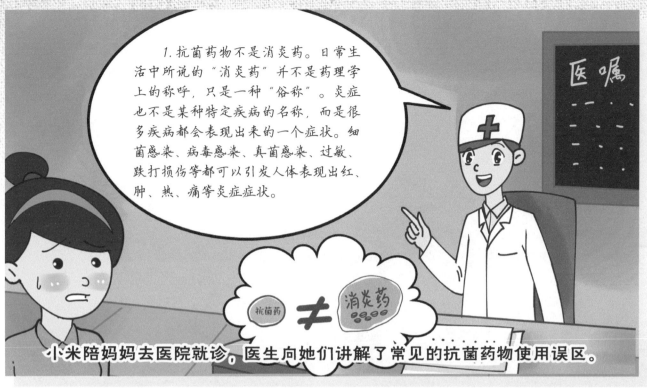

小米陪妈妈去医院就诊，医生向她们讲解了常见的抗菌药物使用误区。

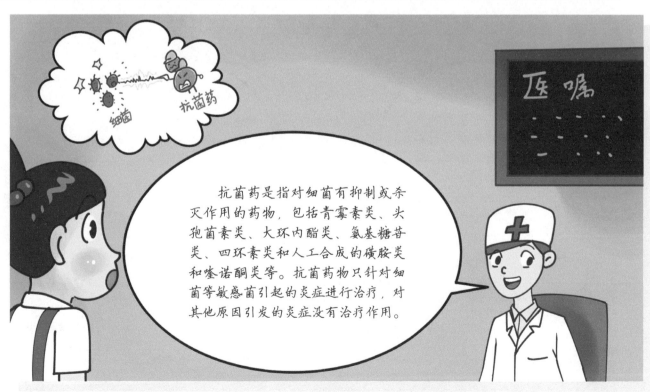

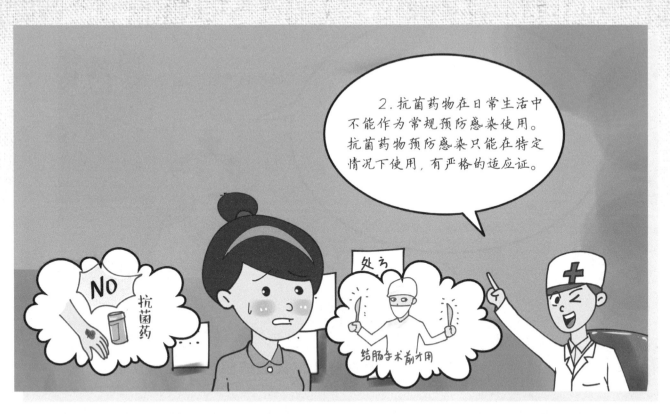

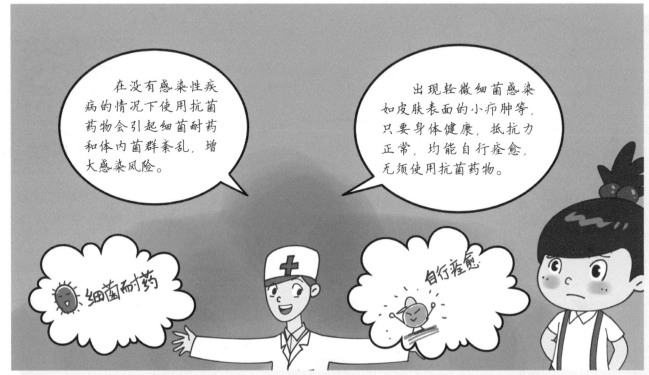

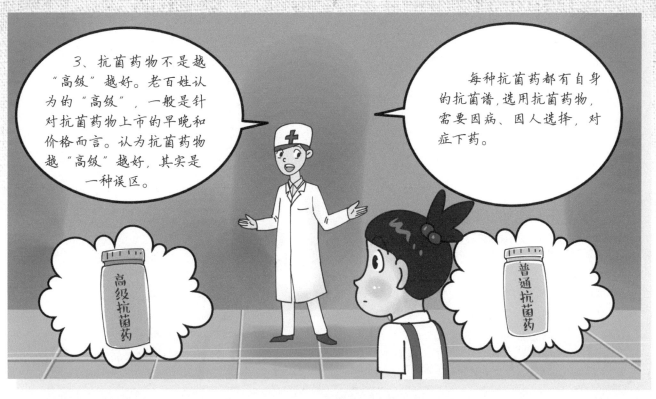

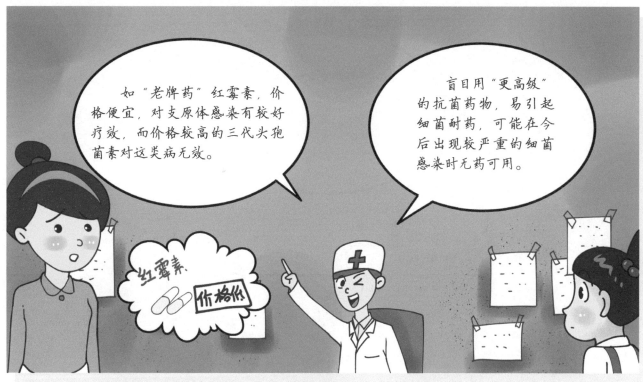

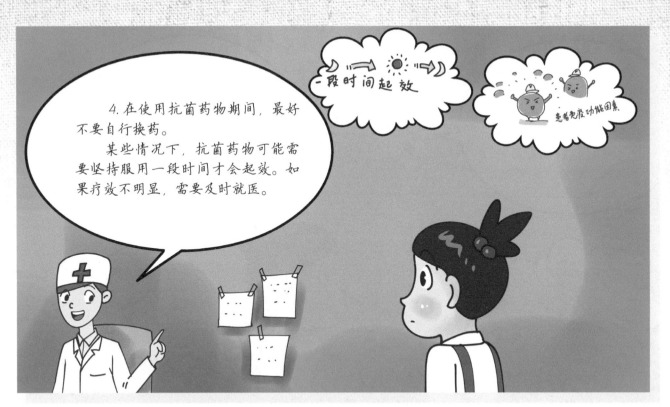

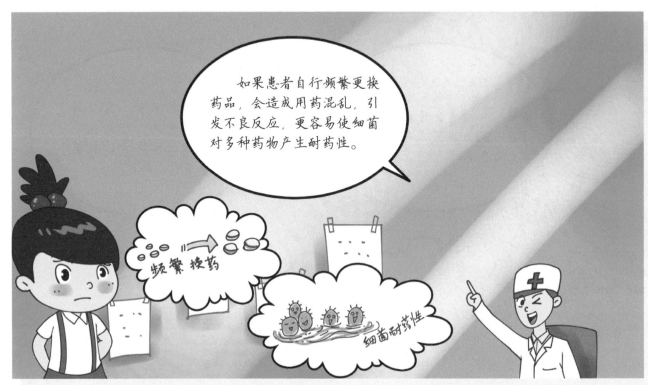

18

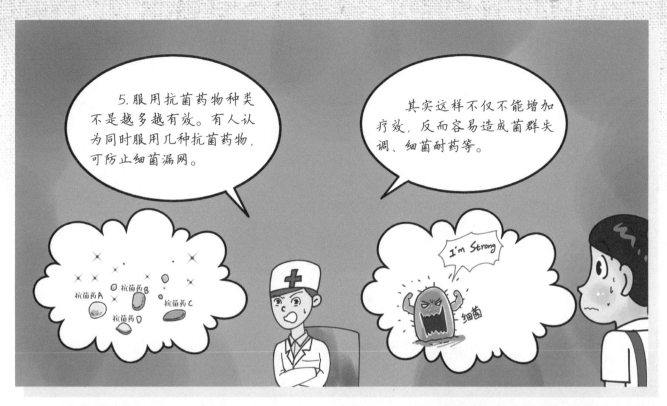

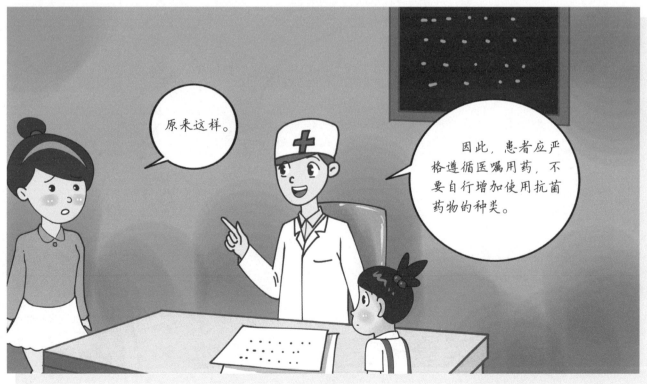

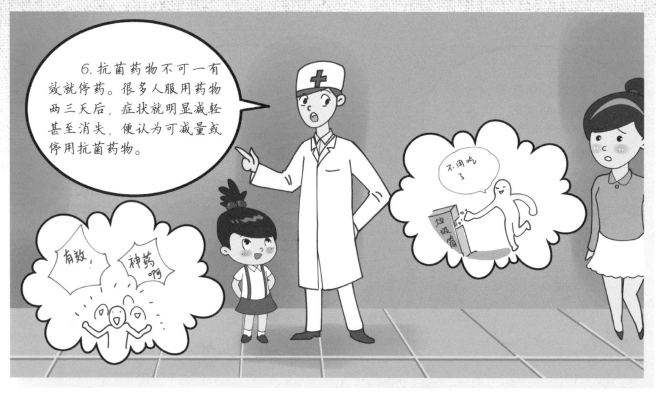

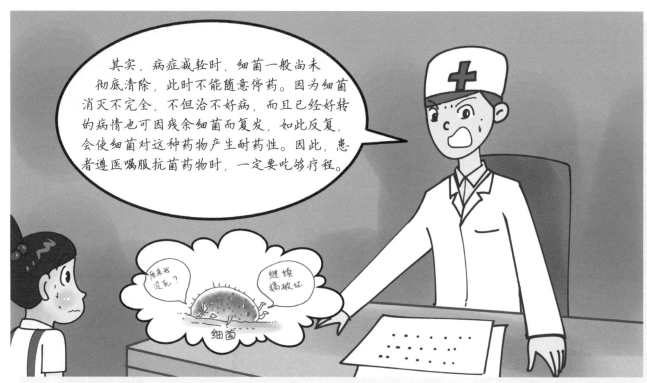

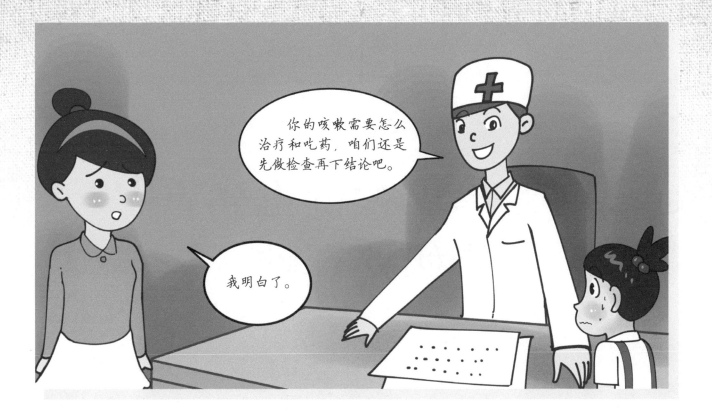

远离问题养生保健推销产品：奶奶要理性

时间：下午 14:00
地点：小米的家
人物：小米、爷爷、奶奶、米爸

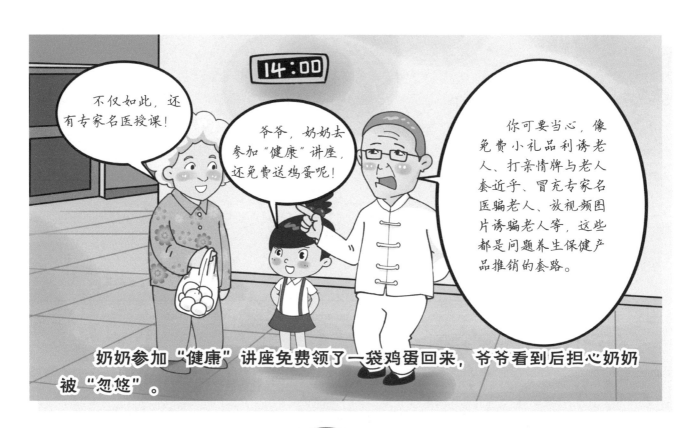

奶奶参加"健康"讲座免费领了一袋鸡蛋回来，爷爷看到后担心奶奶被"忽悠"。

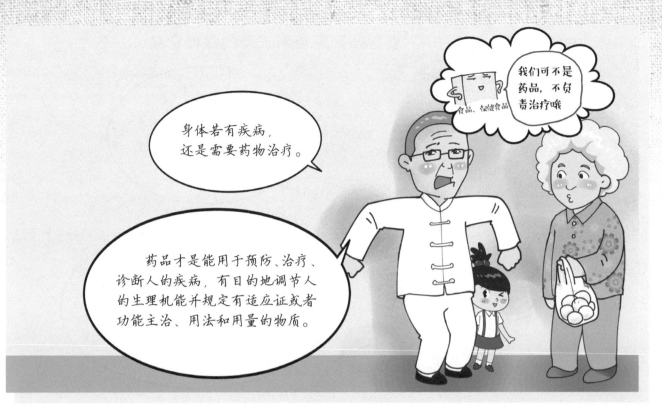

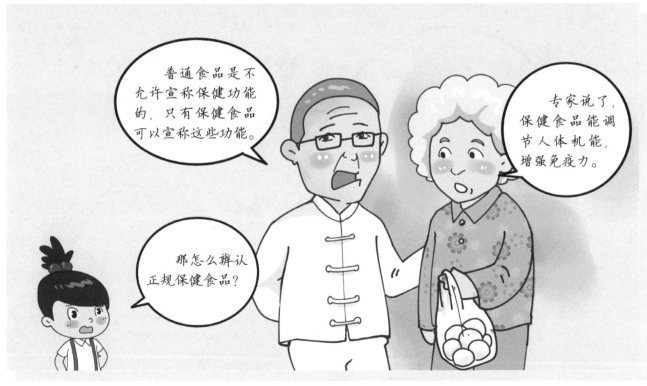

要想鉴别是否为正规的保健食品——

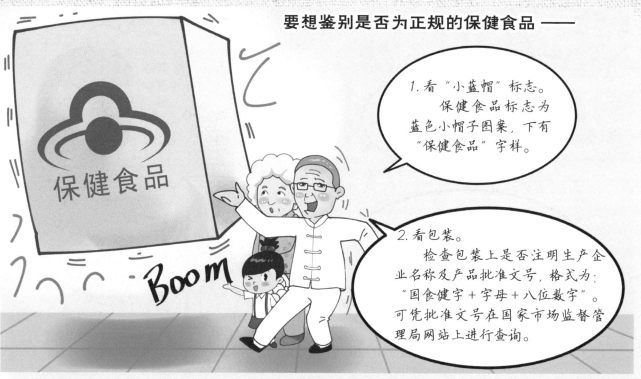

1.看"小蓝帽"标志。
　　保健食品标志为蓝色小帽子图案，下有"保健食品"字样。

2.看包装。
　　检查包装上是否注明生产企业名称及产品批准文号，格式为："国食健字＋字母＋八位数字"。可凭批准文号在国家市场监督管理局网站上进行查询。

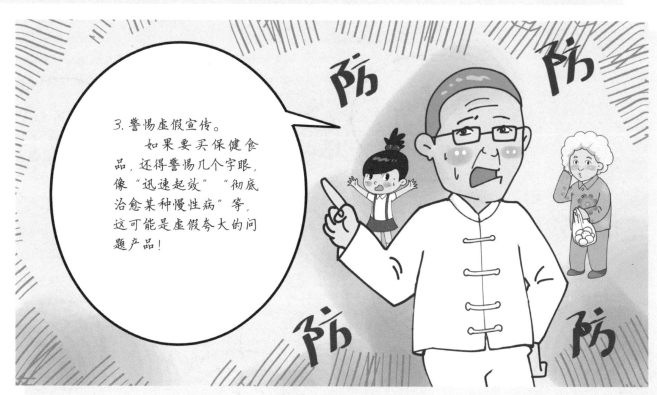

3.警惕虚假宣传。
　　如果要买保健食品，还得警惕几个字眼，像"迅速起效""彻底治愈某种慢性病"等，这可能是虚假夸大的问题产品！

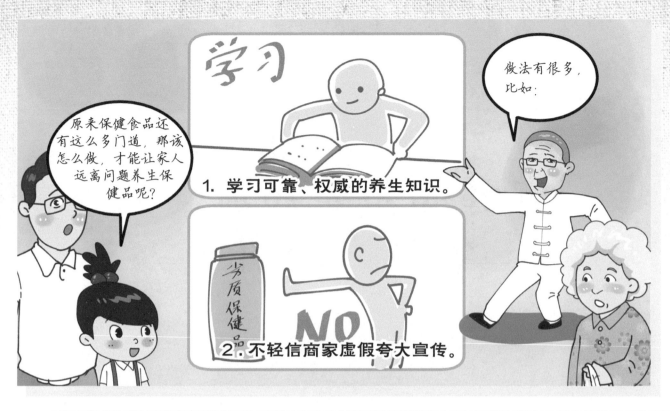

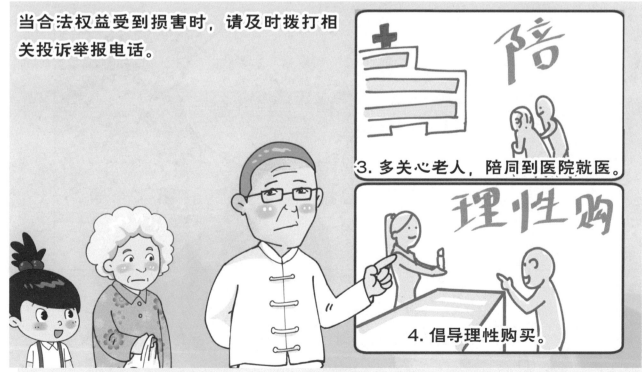

家庭储药要知道：
爷爷有妙招

时间：下午 15:00
地点：小米的家
人物：小米、爷爷、奶奶、米爸、米妈

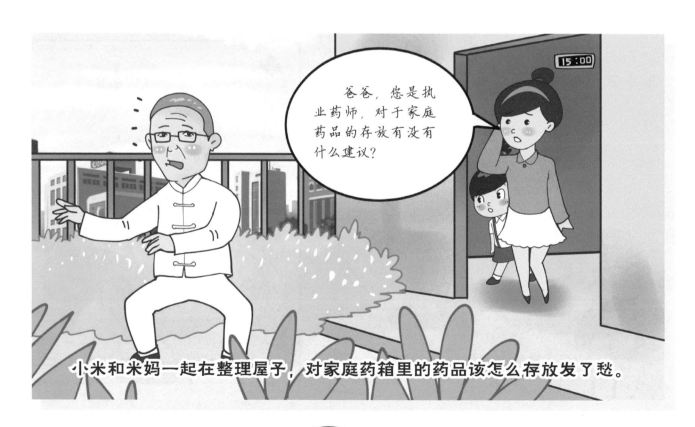

小米和米妈一起在整理屋子，对家庭药箱里的药品该怎么存放发了愁。

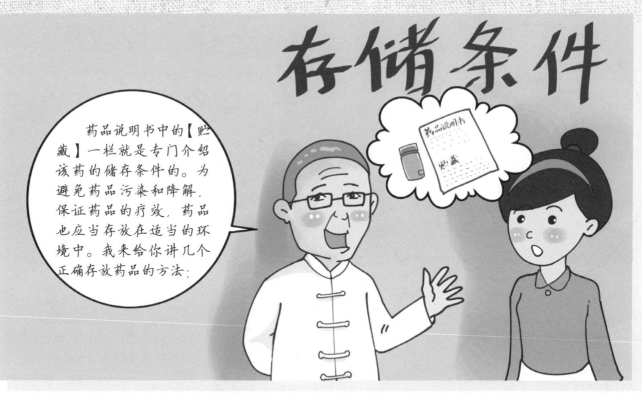

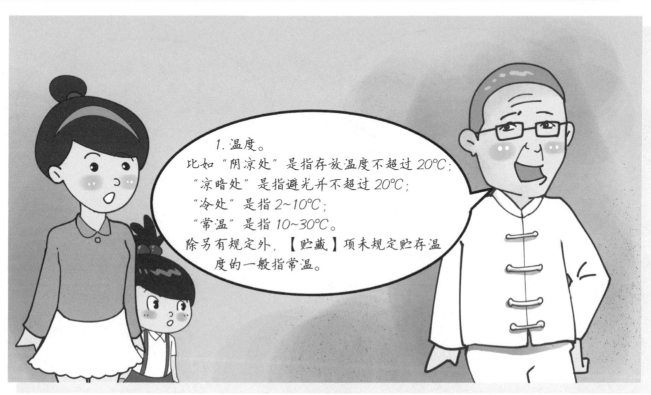

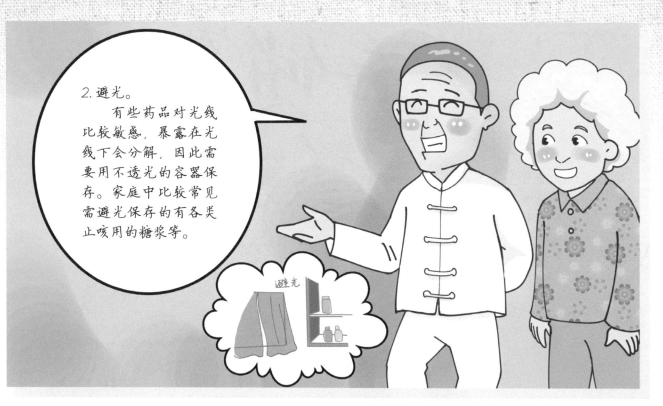

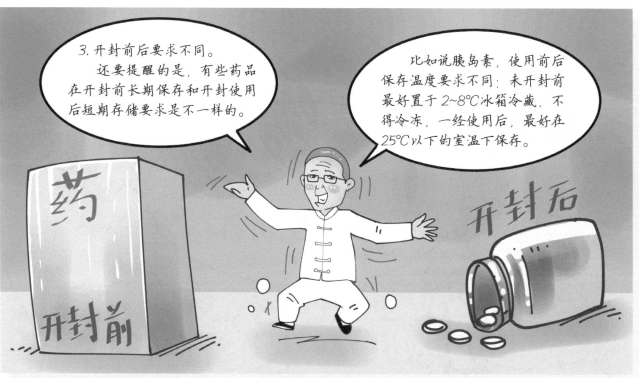

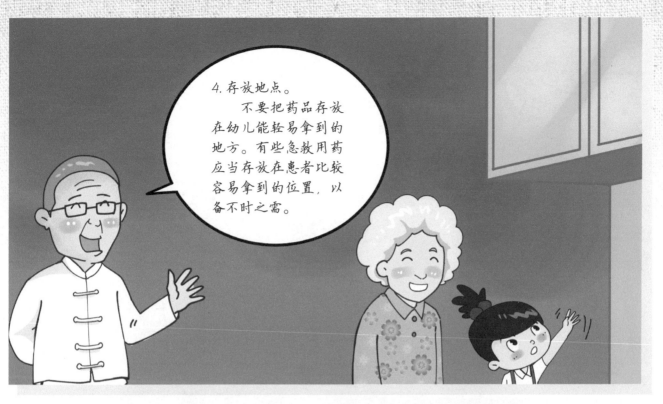

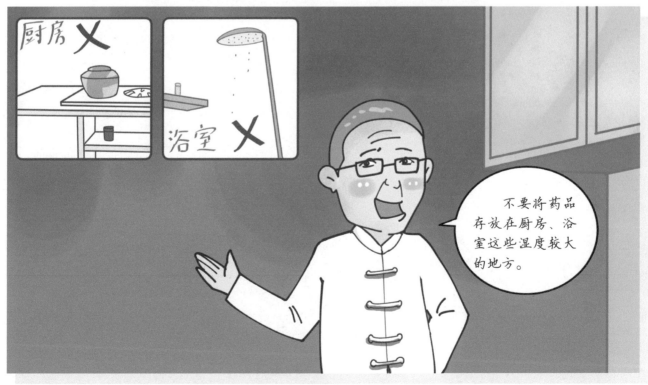

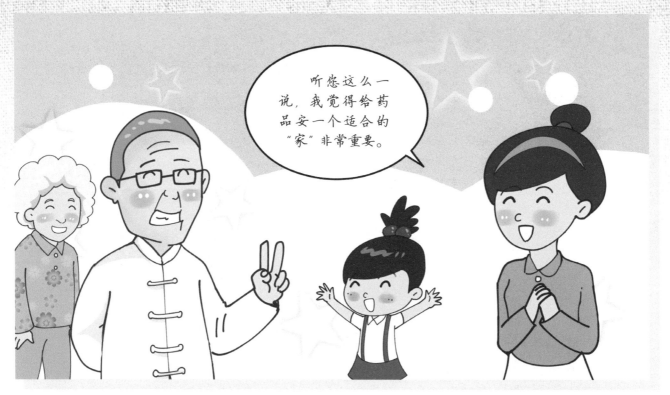

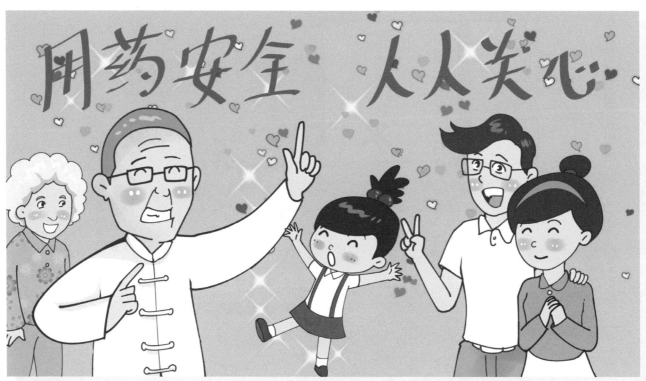

小米和药师爷爷的科普日常

1. 破解"一药多名"，为爷爷打 call

小米和爷爷一起看电视，小米对电视上放的药品广告犯了迷糊。

小米：爷爷，电视上放的"芬必得"广告，怎么一会儿叫"芬必得"，一会儿又叫"布洛芬"呢？都快把我给绕晕啦！

爷爷：像你有大名、小名一样，这药也有多个名字，"芬必得"和"布洛芬"都是指同一个药品，前者是商品名，后者是通用名。

小米：原来一个药品多个名字啊，该怎么区分它们呢？

爷爷：通用名是国家标准规定的名称，具有强制性和约束性。同一种药物通用名只有一个，且不可用作商标注册。商品名是不同生产厂家为自己的药品所起的名字，具有商品标识作用，不得仿用。
另外，它们在药品包装和说明书上的标识也有很大辨识度。药品商品名不得与通用名同行书写，其字体和颜色不得比通用名更突出和显著，其字体以单字面积计不得大于通用名所用字体的二分之一。

小米：哦，我知道了，通用名就像我们身份证上登记的名字，只能有一个，商品名就像我们生活中有别名、乳名，可以有多个！

爷爷：真聪明！像广告提到的这个药，布洛芬是通用名，不同药厂生产的布洛芬制剂，商品名有芬必得、美林等。

小米：那我们在买药或吃药的时候，怎么判断是哪种药品呢？

爷爷：像我刚才说的只要通用名相同就是同一种药，所以在购药或用药时，一定要多询问并仔细阅读说明书，认准通用名，快速识别药品，避免买错药或重复买药。

小米：爷爷，您讲的我明白啦，为您打 call！

2.《我不是药神》刷屏，你懂得鉴别假药吗？

《我不是药神》在全国热映，小米和爷爷去电影院一睹为快。看完电影回家后，小米陷入了沉思。

小米：爷爷，《我不是药神》的主人公最终因贩卖假药罪被判入狱，影片里的印度仿制药"格列宁"既有效又便宜，怎么会是假药啊？

爷爷：根据《中华人民共和国药品管理法》，印度仿制药"格列宁"未经我国药品监管部门批准进口，因此按假药论处。

小米：那什么是"假药"呢？

爷爷：关于哪些药品属于"假药"，《中华人民共和国药品管理法》有如下明确规定：

☆ 药品所含成分与国家药品标准规定的成分不符的；

☆ 以非药品冒充药品或者以他种药品冒充此种药品的；

☆ 国务院药品监督管理部门规定禁止使用的；

☆ 依照本法必须批准而未经批准生产、进口，或者依照本法必须检验而未经检验即销售的；

☆ 变质的；

☆ 被污染的；

☆ 使用依照本法必须取得批准文号而未取得批准文号的原料药生产的；

☆ 所标明的适应证或者功能主治超出规定范围的。

小米：怎么鉴别"假药""劣药"呀？

爷爷：有几个小方法，比如：

（1）看包装盒找细节。仔细观察药品的包装盒，正规药品都会印有药品批准文号，格式为：国药准字＋字母＋八位数字。

（2）通过官方网站查询。可凭药品批准文号在国家药品监督管理局网站上进行信息查询。

（3）对药品外观进行鉴别。首先仔细阅读药品说明书中【性状】一项，查看药品外观是否与说明书表述一致。比如胶囊是否出现软化、碎裂或表面粘连；片剂有无出现花斑、变色、霉点、结晶；口服液有无异常浑浊、絮状发霉等现象。

3. 家有喜事孕二胎，药师爷爷有话说

随着二胎政策的开放，小米一家即将迎来新成员，米妈也开启了她的二胎时代。

小米：爷爷，妈妈现在每天都要吃叶酸、钙片、各种维生素等好多"药"。

米爸：我担心营养跟不上，就买给她多补补。

爷爷：孕妇补充维生素是有讲究的。过量的维生素补充可能会对胎儿发育产生不良影响。

小米：那妈妈到底要不要补充维生素啊？

爷爷：原则上如果孕妇体内不缺乏维生素是不需要特别补充的，如果有饮食不均衡等特殊情况，再遵医嘱进行补充。

米爸：哦，原来补充维生素也有讲究啊。

爷爷：维生素也是药，多吃无益反伤身，毕竟是怀孕的特殊时期，用药需要非常谨慎。至于叶酸，一般是在备孕的三个月至怀孕的前三个月补充，但不同女性的需求不同，对叶酸的用量存在较大个体差异，这就需要到医院检查了以后再行用药。

小米：那妈妈在怀孕期间生病了怎么办？

爷爷：在生病后应当及时就医，不能擅自滥用药品，并主动告知医生孕情。怀孕期间尽量避免用药。因疾病确实需要用药时，要在医生或者药师的指导下使用，选择同类药物中最安全的药物。另外，用药前一定要仔细阅读药品说明书中"妊娠用药注意事项"。

米妈：爸，我知道了。怀孕期间我一定会多加注意的。

4. 带着常备药，放心去旅行

米爸米妈计划了一次家庭旅行，小米跟着家人一起收拾行李。

小米：准备出去玩啦！行李都收拾好啦！

爷爷：小米，我们还需要准备一个小药箱。

小米：出去玩还需要带药吗？

爷爷：当然啦。准备一个旅行小药箱，可以应对旅行中可能出现的小意外，是很有必要的。

米妈：爸，那要带哪些药呢？

爷爷：可以带上以下药品：

☆ 常服药品。对于家人的原有慢性疾病所需的药物要带足，比如若有高血压患者，就需要带上降压药和腕式血压计。

☆ 通便和止泻类药物。出门在外，因为饮食习惯的改变，胃肠道很容易不适应，出现便秘或腹泻。所以可备一些通便、止泻类药物。

☆ 防晕车药。像小米奶奶容易晕车、晕船，如果服用茶苯海明片等药就能大大提高旅行的舒适度。需要注意的是，应在乘坐车、船前半个小时服用药物；如果长途旅行，必要时一般至少间隔4小时后可加服1次。

☆ 感冒药。旅途劳累加上天气变化使得我们在旅行中容易得感冒，准备感冒药就很有必要了。可选用一些常用感冒药。

☆ 抗过敏药。到新的环境，饮食、住宿甚至是季节的变化，都可能带来过敏原。可带上常用的抗过敏药。

☆ 外用药。外出旅游难免磕磕碰碰，带上创可贴可以对一些小伤小痛起到一定的缓解、治疗作用。

米妈：好的！看来带着常备药，才能放心去旅行呀！那我再收拾个小药箱，带上您需要的降压药，再带上通便和止泻药、防晕车药、感冒药、抗过敏药和一些外用药。

5. 疫苗知多少，你真的了解疫苗吗？

小米的学校里组织自愿接种流感疫苗，小米有些怕打针，不愿意参加。

小米：爷爷，我又没有生病，为什么要打针呀？

爷爷：疫苗不是用来治病的，而是用来预防疾病的。

小米：那什么是疫苗呀？

爷爷：疫苗是将细菌、病毒等通过人工减毒、灭活或利用基因重组等方法制成的，可以预防相应的传染性或感染性疾病。将疫苗接种到人体，可以刺激机体产生相应的抗体，并使机体免疫系统形成记忆，为人体建立了一道免疫屏障。当以后细菌或病毒侵入人体时，免疫系统能通过"回忆"反应识别出来，并产生快速的免疫应答，消灭入侵的细菌或病毒，从而使受种者避免因感染而致病。

小米：疫苗这么厉害吗？

爷爷：是啊。接种疫苗是预防控制传染病最有效的手段。对于国家规定的一类疫苗，我们一定要自觉接种；对于自愿接种的二类疫苗，我们可以按照自身需求选择性接种。

米妈：可是我还是有点担心，怕小米接种后出现一些不良反应。

爷爷：不要担心，只有极少数人在接种后会出现不良反应，且一般较轻微。通常表现为接种部位的红、肿、热、痛等局部反应；或是表现为发热、头晕、乏力、呕吐、皮疹等全身反应，一般持续2天左右。总的来说，疫苗还是一种很安全的获得抗体的手段。

小米：那我到底要不要打流感疫苗呢？

爷爷：流感病毒传染性强，并发症又比较多，一旦感染流感，不仅要花费大量时间、费用进行治疗，患者也要承担痛苦和出现重症的风险。所以接种流感疫苗对健康的益处远大于可能发生的风险。

米妈：嗯，我明天就去帮小米报名。

NOTE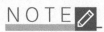